BEI GRIN MACHT SICH IHR WISSEN BEZAHLT

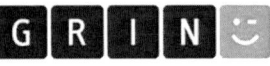

Bibliografische Information der Deutschen Nationalbibliothek:

Die Deutsche Bibliothek verzeichnet diese Publikation in der Deutschen National-
bibliografie; detaillierte bibliografische Daten sind im Internet über http://dnb.d-
nb.de/ abrufbar.

Impressum:

Copyright © 2016 GRIN Verlag, Open Publishing GmbH
Druck und Bindung: Books on Demand GmbH, Norderstedt Germany
ISBN: 9783668219298

Dieses Buch bei GRIN:

http://www.grin.com/de/e-book/322812/diversity-management-transparenz-und-
auswirkung-im-gesundheitswesen

Sabine Staffeldt

Diversity Management. Transparenz und Auswirkung im Gesundheitswesen

GRIN Verlag

GRIN - Your knowledge has value

Der GRIN Verlag publiziert seit 1998 wissenschaftliche Arbeiten von Studenten, Hochschullehrern und anderen Akademikern als eBook und gedrucktes Buch. Die Verlagswebsite www.grin.com ist die ideale Plattform zur Veröffentlichung von Hausarbeiten, Abschlussarbeiten, wissenschaftlichen Aufsätzen, Dissertationen und Fachbüchern.

Besuchen Sie uns im Internet:

http://www.grin.com/

http://www.facebook.com/grincom

http://www.twitter.com/grin_com

Inhaltsverzeichnis

Abkürzungsverzeichnis

Abb	Abbildung
DM	Diversity Management
EBM	Einheitlicher Bewertungsmaßstab
GKV	Gesetzliche Krankenversicherung
GOÄ	Gebührenordnung für Ärzte
HWG	Heilmittelwerbegesetz
ISO	Internationale Organisation für Normung
KV	Kassenärztliche Vereinigung
MBO	(Muster-) Berufsordnung für die in Deutschland tätigen Ärztinnen und Ärzte
SGB	Sozialgesetzbuch
UWG	Gesetz gegen den unlauteren Wettbewerb

1. Einleitung

Unsere Gesellschaft wird immer vielfältiger: In Deutschland leben rund 16 Millionen Menschen mit Migrationshintergrund. Diese Menschen kommen aus vielen unterschiedlichen Ländern und bringen verschiedene kulturelle Hintergründe mit. Diese Hintergründe zu kennen und zu berücksichtigen, ist grundlegend für eine erfolgreiche soziale Arbeit mit Migranten. Die Gesundheitseinrichtungen müssen sich auf diese Zielgruppe einstellen. Sie sind gefordert, ihre Dienstleistungen so zu gestalten, dass sie möglichst viele Menschen mit ihren unterschiedlichen Bedürfnissen und Erwartungen erreichen. Es geht um den Umgang mit Patienten im Gesundheitswesen und der Forderung nach geeigneten Personalentwicklungskonzepten, in denen darauf geachtet wird, dass sich die Vielfalt der Bevölkerung in der Auswahl des Personals wiederspiegelt.[1]

Wenn mit dieser Vielfalt in angemessener Weise umgegangen wird, dann wirkt sich dies auf den wirtschaftlichen Erfolg einer Gesundheitseinrichtung aus. Hier liegen viele Potentiale, die in der Vergangenheit zu wenig gefördert, erschlossen und genutzt wurden. Die Arbeit soll auch dazu beitragen, die Innovationsfähigkeit und Chancengleichheit zu fördern, sowie die Wertschöpfung in sozialen Einrichtungen zu stärken.

Es gilt eine Sensibilität zu entwickeln, die auf den Zusammenhang zwischen den Dimensionen von Diversity und den Auswirkungen in unseren Gesundheitseinrichtungen hinweist. Aus dieser Perspektive heraus wird eine strategische Umsetzung entwickelt, die als Grundlage weiterer Managementarbeit dient.

Im Sinne einer besseren Lesbarkeit der Thesis wurde entweder die männliche oder die weibliche Form von personenbezogenen Hauptwörtern gewählt. Dies impliziert keinesfalls eine Benachteiligung des jeweils anderen Geschlechts.

---

[1] Vgl. Van Keuk, E. et. al. (2011), S. 5

3

1.1 Beschreibung und Definition von Diversity Management

Diversity Management ist das aktive und bewusste Entwickeln einer zukunftsorientierten und wertorientierten Strategie. Gleichzeitig ist DM ein Kommunikations- und Managementprozess des Akzeptierens und Nutzens bestimmter Differenzen und Ähnlichkeiten als Potential in einer Organisation.[2] Diversity Management ist ein Prozess, der in Gesundheitseinrichtungen die Qualität der Leistungserbringung erhöht und somit die Effizienz steigert.

1.2 Wirtschaftliche und politische Betrachtung

Die deutsche Wirtschaft hat in den letzten Jahren das Instrument des „Diversity Managements" neu entdeckt. So wurde die „Charta der Vielfalt" in Deutschland im Jahre 2006 gegründet, in sich 500 Unternehmen und öffentliche Einrichtungen angeschlossen haben. Die „Charta der Vielfalt" ist eine Unternehmensinitiative zur Förderung von Vielfalt und wurde von der Beauftragten der Bundesregierung für Migration, Flüchtlinge und Integration initiiert.[3] Dieser Handlungsbedarf ist im Ergebnis auf die verstärkte Mobilität und Zuwanderung zurückzuführen, nicht zuletzt im Zuge der fortschreitenden Integration von Migranten und dem Demografischen Wandel unserer Zeit. In Gesundheits- und Pflegeberufen, bei Humanmedizinern und bei examinierten Pflegefachkräften ist nahezu bundesweit ein Mangel an Fachkräften zu verzeichnen (Bundesagentur für Arbeit 2013b: 12ff).

Auf diesem Hintergrund ist es gefordert, das vorhandene und zukünftige Personal in Gesundheitseinrichtungen in die Lage zu versetzen, die Kundenorientierung zu verbessern, um somit den wirtschaftlichen Erfolg zu sichern.

---

[2] Vgl. Pullen, J. et al. (2010), S.5
[3] Vgl. urn:nbn:de:0035-bwp-09120-4

4

1.3 Akzeptanz und Konflikt in Gesundheitlichen Einrichtungen

Die Kernkompetenzen in Gesundheitseinrichtungen basieren auf personenbezogenen Dienstleistungen, bei denen nicht nur die Anbieter, sondern auch der Patient den Prozess und die Ziele mitgestaltet und die Qualität beeinflusst. Dabei finden diese Dienstleistungen innerhalb einer zeitgleichen Interaktion statt, die als Uno-actu-Prinzip bezeichnet wird. Was bedeutet, dass bei der Erstellung medizinischer Leistungen Arzt und Patient gleichzeitig anwesend sein müssen. Die Wahrnehmung der Qualität dieser personenbezogenen Dienstleistungen reflektiert in der Patientenzufriedenheit. Im Gesundheitswesen ist dies oft eine subjektive Einschätzung der erhaltenen Leistungen, die meistens auf einem Abgleich zwischen erwarteter und wahrgenommener Qualität gründen.

Eine Auseinandersetzung mit Diversity Management im Gesundheitswesen ist im Hinblick auf die Kundenzufriedenheit und die Qualität der Leistungen nicht nur zeitintensiv, sondern auch schwer messbar.

So gilt nach ISO 9000:2000 die Gesamtheit der Tätigkeiten zur Ermittlung eines Größenwertes als quantitativer, messbarer Wert. Einen solchen messbaren Wert zu ermitteln ist eine schwer zu nehmende Hürde. Ein Wert, der Vielfalt als wirtschaftlichen Erfolg einer Gesundheitseinrichtung misst benötigt Projekt- und Forschungsmittel. Dabei steht für Diversity Management insgesamt wenig Geld zur Verfügung, oder die Prioritäten der Investitionsentscheidungen haben andere Stellenwerte.

Aufgrund der geringen Anzahl an Mitarbeitern im Gesundheitswesen ist es zumeist nicht möglich oder sinnvoll eine Stabsstelle oder eigene Abteilung für Diversity einzurichten[4]. Auch ist die Implementierung von Diversity Management meist zeit- und kostenintensiv. Eine wichtige Voraussetzung für Veränderungen ist die Vision, die Zeit braucht, weil sie die Menschen erreichen muss. So ist Diversity ein Prozess, der einen Kulturwandel beinhaltet und als langfristige Ausrichtung zu verstehen ist.

---

[4] Vgl. Pullen, J. et al. (2010), S.12

5

2. Intention und Zielbeschreibung

Die eingangs beschriebenen Betrachtungsweisen geben Anlass zur Frage: „Wie wirkt sich Diversity Management auf den wirtschaftlichen Erfolg einer Gesundheitseinrichtung aus?" Die Führungskräfte im Praxismanagement haben nur wenige Einflussmöglichkeiten, die eine Umsatzsteigerung nachhaltig versprechen. Zum einen unterliegen sie den gesetzlichen Bestimmungen des SGB[5], zum anderen regeln öffentlich-rechtliche Rahmenbedingungen den unternehmerischen Kurs.

Die Privateinnahmen einer Gesundheitseinrichtung werden durch die GOÄ geregelt und lassen nur wenig Gestaltungsspielraum. Die GKV- Einnahmen, als wesentliche Ertragsgrundlage einer Gesundheitseinrichtung, werden durch den EBM verpflichtend festgesetzt und auch die Häufigkeit einer Leistungserbringung wird durch die Frage der Vertretbarkeit eingeschränkt. In diesem Zusammenhang lohnt sich ein Blick auf den Patienten als Kunden, der die Entscheidungen über Leistungen an seiner Gesundheit maßgeblich trägt und beeinflusst.

Dieser Patient entscheidet über eine Behandlung in der Gesundheitseinrichtung A, B oder womöglich gar keiner Behandlung. Entschließt er sich für die letzte Variante und wird diese Entscheidung multipliziert, dann hat gerade dieser Patient einen großen Einfluss auf den wirtschaftlichen Erfolg der Einrichtung.

Unsere Gesellschaft entwickelt sich zu einem vielfältigen Einwanderungsland. Menschen aus unterschiedlichen Ländern bringen verschiedene Mentalitäten, Einstellungen und Lebensweisen mit. Dies schlägt sich auch im gesundheitlichen und sozialen Bereich nieder.[6]

Professionelle, personelle Vielfalt hat eine Wirkung auf den betriebswirtschaftlichen Erfolg einer Gesundheitseinrichtung. Dabei haben deutsche Unternehmen im internationalen Vergleich die geringste kulturelle Heterogenität aufzuweisen.[7] Darüber hinaus kann sich ein vielfältig zusammengesetztes medizinisches Fachpersonal eher auf die verschiedenen Bedürfnisse der ebenfalls vielfältigen Patientenstruktur einstellen, als eine homogene Belegschaft[8].

---

[5] Vgl. § 12 Abs. 1 SGB V
[6] Vgl. Van Keuk, E. et. al. (2011), S. 5
[7] Kanschat, K. (2009): Diversity-Erfolgsfaktor in Unternehmen, *Die Charta der Vielfalt*, Deutsche Nationalbibliothek:URN:urn:nbn:de:0035-bwp-09120-4
[8] Vgl. Pullen, J. et al. (2010), S.8

Eine strategische Planung in diesem Bereich ist in Gesundheitseinrichtungen für Marketingzwecke kaum genutzt worden. Dies liegt am Heilmittelwerbegesetz, dem UWG und den Berufsordnungen, die den rechtlichen Rahmen für die Leistungserbringer bilden.

Eine dezidierte Einschränkung ist das Verbot berufswidriger Werbung, die den Ärzten die anpreisende Selbstdarstellung verbietet.[9] Allerdings ist nicht jede Art von werbender Tätigkeit untersagt. Ein entscheidender Faktor des Öffentlichkeitsauftritts ist die Nutzung des Engagements zum Thema Vielfalt. Dabei hat sich gezeigt, dass eine diversityförderliche Unternehmenspolitik entscheidende Auswirkungen auf den wirtschaftlichen Erfolg hat.[10]

Gerade im klinischen und sozialen Bereich von Gesundheitseinrichtungen ist ein kompetenter Umgang mit kultureller und personeller Vielfalt von existenzieller Bedeutung. Es gilt Vorurteile und Missverständnisse zu reduzieren, damit Fehldiagnosen und Doppelbehandlungen vermieden werden.

Im Hauptteil dieser Arbeit werden diese Effekte durch bestimmte Zielgruppen der klassischen Dimensionen von Diversity Management analysiert. Die daraus resultierenden Erkenntnisse reflektieren anschließend in einer Unternehmens- und Managementphilosophie, die als Grundlage einer strategischen Durchführung dient.

2.1 Klassische Dimensionen von Diversity Management

Diversity findet Ihren sicht- und spürbaren Ausdruck in vielfältigen Ausprägungen der Persönlichkeit, der Werte, der Arbeits- und Kommunikationsstile, der Einstellungen oder des individuellen Wissens der Menschen.[11] Hinzu kommen die unveränderbaren Eigenschaften, wie Alter, Geschlecht oder Hautfarbe, die in der inneren Dimension der Grafik veranschaulicht werden. (siehe Abb. 1) Die äußeren Eigenschaften wie Familienstand oder Einkommen haben auch einen starken Einfluss auf die Interessen oder das Verhalten von Menschen. Im äußeren Kreis der Grafik sind die Eigenschaften versammelt, die mit der Organisation in Zusammenhang stehen, in denen eine Person agiert.[12]

---

[9] Vgl. § 27 MBO – Ärzte
[10] Vgl. Pullen, J. et al. (2010), S. 21
[11] Vgl. Busse, R. et al. (2006-2013), S. 360
[12] Vgl. Pullen, J. et al. (2010), S.7

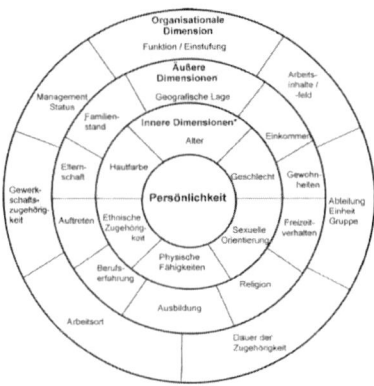

Abb.1

Die Organisationale Dimension bietet der Führungsebene Raum für Strukturen, die eine operative und strategische Ausrichtung ermöglichen. Gelingt es einer Praxisleitung diese Dimensionen zu nutzen und die Attraktivität der Einrichtung zu steigern, dann sind die wesentlichen Ziele von Diversity Management erreicht.

Die Zielgruppen in der vorliegenden Thesis konzentrieren sich auf die Dimensionen Alter und Geschlecht, Migrationshintergrund und Religiöse Prägungen.

2.1.1 Alter und Geschlecht

Richten wir einen Blick auf die Frauen im Gesundheits- und Sozialwesen. Der Anteil der Frauen in Führungspositionen liegt laut einer Studie des Statistischen Bundesamtes bei 54 Prozent. (Quelle: Agentur für Arbeit 2013)

Dieses geschlechtliche Gleichgewicht eignet sich dazu, dass Verhalten und Tun der Frauen zu nutzen um überholte Strukturen und Vorurteile zu hinterfragen, ein Umdenken zu bewirken und wertvolle Impulse für Veränderungen zu geben. Dazu gibt es zahlreiche Gründe, Arbeitszeitmodelle zu überdenken und neu zu gestalten. Die notwendige Flexibilität in Gesundheitseinrichtungen, niedrige Lohnkosten, geringere Fehlzeiten, Patientenorientierte Arbeitszeiten und weniger Überstunden. Doch vor allem schaffen flexible Arbeitszeiten ein attraktives Arbeitsumfeld für motivierte und loyale Mitarbeiter.

Auch im Wettbewerb um neue Fachkräfte sind Gesundheitseinrichtungen attraktiver als die Konkurrenz der freien Wirtschaft mit ihren starren Arbeitszeiten und industriellen Vorgaben.

8

[13] Dabei ist ein kultureller Wandel notwendig, um das Leistungspotential der Frauen stärker zu erschließen. Es geht darum traditionelle Rollenbilder aufzubrechen und mehr Flexibilität und eine gute Work-Life-Balance zu etablieren. Dabei sind Frauen wichtige Multiplikatoren für eine gelebte Chancengleichheit in der Praxis.[14]

Diversity Management richtet sich auch an ältere Arbeitnehmer im Gesundheitswesen. Denn trotz nachlassender Leistungsfähigkeit überwiegen die Vorteile der Berufs- und Lebenserfahrung, der privaten Netzwerke und der ausgeprägten Verantwortung. Die Älteren verfügen auch über höhere Qualifikationen aus den Fachbereichen, was sich auf die Qualität der Leistungserstellung auswirkt. Von Vielfalt profitieren die geschlechtsspezifischen und altersbedingten Unterschiede gleichermaßen. Elemente für einen nachhaltigen und wirtschaftlichen Fortschritt.

2.1.2 Migrationshintergrund

Es ist naheliegend, dass monokulturelle Gesundheitseinrichtungen weniger flexibel auf marktinduzierte Veränderungen reagieren können als vielfältige Einrichtungen. Somit hat eine gewachsene Betriebsblindheit starke Einflüsse auf die Reaktionszeit von internem und externem Druck.

Werden die Mitarbeiter mit Migrationshintergrund nicht wertgeschätzt oder gar diskriminiert, hat das entscheidende Auswirkungen. Die Motivation und Arbeitszufriedenheit der Beschäftigten sinkt. Fehlendes Engagement und mangelnde Qualität in der Arbeitsausführung werden im Umfeld sichtbar. In besonders schwerwiegenden Fällen entstehen hohe Kosten durch Absentismus, hohe Fluktuation und Kündigungen.[15]

Dadurch entwickelt der Patient einen Bewertungsmaßstab für seine persönlichen Urteilskriterien und multipliziert diese wiederum auf seinen eigenen Gesellschaftskreis. Die dadurch entstehende schlechte Publicity schädigt das Image, führt zu einem Patientenrückgang und damit zu niedrigeren Fallzahlen.

Es hat sich auch gezeigt, dass Migranten die sich in Aussehen und Sprache von der Mehrheitsbevölkerung unterscheiden, nicht selten einer Benachteiligung oder offenem

---

[13] RKW Magazin (04/2015), S.46
[14] RKW Magazin (04/2015), S.10

[15] Vgl. Pullen, J. et al. (2010), S.8

Rassismus ausgesetzt sind.[16] Dies kann direkte oder indirekte negative Auswirkungen auf die Gesundheit haben.

In der ambulanten Versorgung wird bei Frauen mit Migrationshintergrund nicht selten das Phänomen des häufigen Arztwechsels beobachtet. Die Gründe dafür liegen in der unfreundlichen Pauschalisierung, der Ignoranz, den Vorurteilen, einer schlechten Aufklärung durch die Ärzte, der Sprachproblematik und an einer erfolglosen Behandlung.[17] Eine Herausforderung für Ärzte und Personal ist die gesundheitliche Versorgung für Menschen mit Migrationshintergrund auf einem qualitativ hohen Niveau sicherzustellen.

Dabei kann sich eine Belegschaft mit Migrationshintergrund auf die verschiedenen Bedürfnisse, Lebensstile und Mentalitäten einer ebenfalls vielfältigen Patientenstruktur einstellen. Angehörige anderer Kulturkreise können Sprachbarrieren brechen, Schamgefühle innerhalb einer medizinischen Untersuchung nachvollziehen oder Hilfestellung bei der Medikation geben. Gerade während der Behandlung sollte der spezifische soziokulturelle Hintergrund der Patienten berücksichtigt werden.

So hat beispielsweise die Betreuung durch einen Service Assistenten, der im Rahmen eines Welcome Managements im Wartebereich einer Gesundheitseinrichtung eingesetzt wird, die Chance diese Bedürfnisse zu koordinieren. Der Zugriff auf die breite Wissens- und Erfahrungsbasis einer vielfältigen Belegschaft löst Kommunikationsprobleme und Konflikte im Praxisalltag nachhaltig und kompetent.

2.1.3 Religiöse Prägungen

Eine Reihe der Religionen und Weltanschauungen lässt sich schwer systematisieren, da vielfältige Elemente ineinander spielen und es unterschiedliche Auffassungen dazu gibt, was eine Religion oder Weltsicht ausmacht.[18] Fest steht jedoch, dass sich diese Vielfalt nicht nur unter dem Patientenklientel wiederfindet, sondern auch in sämtlicher Belegschaft im Gesundheitswesen. Ein Grund mehr, seitens des Praxismanagements mit dieser Vielfalt respektvoll umzugehen, religiöses Verhalten zu erkennen und den Mensch der körperlichen und geistigen Betrachtung zu würdigen. Dazu ist ein einfacher Raum als Rückzugs- und Gebetsort für Patienten und Mitarbeiter unterschiedlicher Glaubensrichtungen im turbulenten Praxisalltag eine alternative zu langen Wartezeiten. Die Herausforderung liegt in der Kunst,

---

[16] Vgl. van Keuk, E. et al (2011), S.173
[17] Vgl. van Keuk, E. et al (2011), S.174
[18] „https://de.wikipedia.org/wiki/Liste_von_Religionen_und_Weltanschauungen, letzter Zugriff 09.02.2016"

ein Klima zu schaffen, dass sich auf die Qualität der Leistungserbringung auswirkt und den wirtschaftlichen Erfolg steigert. Eine Vision ist gesät und entwickelt sich zu einer Strategie.

3. Strategische Umsetzung von Diversity Management

Diversity Management in Gesundheitseinrichtungen zu implementieren ist eine in der Zukunft angesiedelte Vorstellung eines bestimmten Zustandes. Dieser Zustand zeichnet sich durch einen respektvollen Umgang mit Vielfalt innerhalb und außerhalb des Wirkungsbereiches eines jeden Einzelnen aus.

Die Unternehmensführung muss sich langfristig zunehmenden Schwankungen und Verunsicherungen der ökonomischen und gesellschaftlichen Entwicklungen stellen. Gerade im Hinblick auf die aktuelle Flüchtlingsdebatte ist die gegenwärtige Zeit durch Instabilität und schwer kalkulierbaren Entwicklungen geprägt. Es entsteht eine „Zeitschere", bei der sich die vom Praxismanagement benötigte Reaktionszeit als Folge der wachsenden Komplexität umgekehrt proportional zu der erforderlichen Reaktionszeit bei zunehmender Dynamik verhält. (siehe Abb. 2) Insbesondere in Gesundheitseinrichtungen sind strukturelle und kulturelle Erstarrungsmuster für diese gegenläufige Entwicklung maßgeblich.[19]

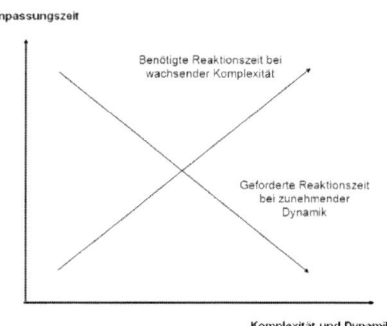

Abb. 2 Zeitschere im Management
Quelle: https://barkawi.wordpress.com/tag/planung

---

[19] **Witt**, C.D., Prof. Dr.rer.oec.habil. (2013): Strategisches Management 3. Aufl., S.13

11

Das liegt zum einen daran, dass der Mittelpunkt der ärztlichen Tätigkeit in der Behandlung des Patienten liegt. Andererseits sollte der Arzt auch nicht zum Manager oder Kaufmann werden. Jedoch ein Grundverständnis von ökonomisch-unternehmerischen Prozessen entwickeln, bei dem die Qualitätssicherung stets im Fokus bleibt. Dabei ist es für den Erfolg von Diversity Management hilfreich, wenn sich die Praxisführung auf das Konzept des strategischen Managements stützt, eine Betrachtung der innerbetrieblichen Abläufe vornimmt und einen kontinuierlichen Verbesserungsprozess anstrebt.

3.1 Vision einer personellen Vielfalt

Wird die Vision der personellen Vielfalt formuliert und schriftlich festgehalten, entsteht eine Unternehmensphilosophie als Grundlage der strategischen Ausrichtung. Das konsequente Verfolgen einer Vision hilft der Gesundheitseinrichtung, sich von der Masse abzuheben. Gleichzeitig kann diese bewusste Differenzierung die gefühlsmäßige Bindung an die Praxis erhöhen. Eine Vision erhöht die Bereitschaft und den Willen zur Veränderung.[20]

3.1.1 Die Unternehmens- und Managementphilosophie

Unternehmens- und Managementphilosophien sind klare Orientierungsmuster, die als Summe der ethischen und moralischen Leitbilder einer Gesundheitseinrichtung den Kurs umschreiben und bestimmen. Sie haben die Funktion, die Richtung zu weisen, Sicherheit zu verkörpern, Stagnation entgegen zu wirken und die Unternehmung gesellschaftlich zu positionieren.

So kann eine soziale Einrichtung eigenes Streben entwickeln, dies als strategisches Instrument zu nutzen, um Diversity Management erfolgreich im Praxisalltag zu installieren. Werden diese impliziten Wertvorstellungen des unternehmerischen Handelns schriftlich formuliert, so findet die grundsätzliche Denkhaltung der Gesundheitseinrichtung auf wirtschaftlichem, sozialem, kulturellem, politischen und ökologischem Sektor Ausdruck.[21]

Den Kern der unternehmensphilosophischen Grundausrichtung im Gesundheitswesen bildet die Medizinethik. Als grundlegende Werte gelten das Wohlergehen des Menschen, das Verbot zu schaden und das Recht auf Selbstbestimmung der Patienten, allgemeiner das Prinzip der

---

[20] „Vgl.,http://www.onpulson.de/lexikon/vision, letzter Zugriff: 12.03.16"
[21] **Witt**, C.D., Prof. Dr.rer.oec.habil. (2013): Strategisches Management 3. Aufl., S.23

Menschenwürde.[22] Dem gegenüber steht der Hauptzweck des Managementhandelns, die Erhaltung der Institution, die es durch rationales Vorgehen abzusichern gilt.

Im Hinblick auf die Vielfalt im Arbeitsumfeld und von einem auf Vertrauen basierenden Menschenbild, sind Rahmenbedingungen zu formulieren, innerhalb derer sich die Selbstwirkungskräfte des Systems entfalten können.[23] Eine wichtige Voraussetzung dafür, ist die Festlegung einer verantwortlichen Person oder eines Diversity- Teams, welches in verschiedenen Abteilungen den Kulturwandel vorlebt und als Ansprechperson fungiert. Für die Orientierung muss diese Verantwortung allen bekannt und fest im Praxisalltag verankert sein.

3.1.2 Implementierung in Gesundheitlichen Einrichtungen

Es ist wichtig, dass sich die Geschäftsführung zum Diversity Management bekennt und dieses Bekenntnis im Leitbild auch schriftlich fixiert. Sie dient als klar formulierte Selbstverpflichtung zur Anerkennung von Vielfalt als Ressource.[24]

So hat das Leitbild als Vision und Mission einerseits eine Wirkung auf die Motivation und Orientierung der Mitarbeiter, andererseits zeigt sich auch ein positiver Einfluss in der Öffentlichkeitsarbeit und in der Patientenzufriedenheit. Das Leitbild findet sich in der operativen Arbeit und den Zielsetzungen der Geschäftsführung wieder und untermauert die strategische Ausrichtung. (siehe Abb.3)

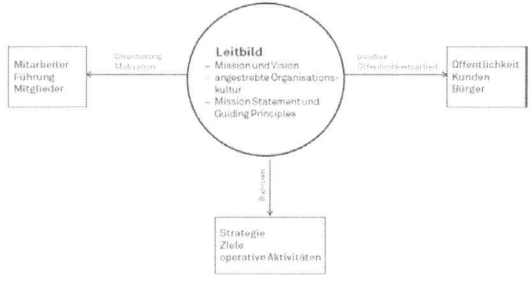

Abb.3 Unternehmensleitbild
Quelle: https://de.wikipedia.org/wiki/Unternehmensleitbild

---

[22]Vgl. https://de.wikipedia.org/wiki/Medizinethik, letzter Zugriff 16.02.2016
[23] **Witt**, C.D., Prof. Dr.rer.oec.habil. (2013): Strategisches Management 3. Aufl., S.23
[24] Vgl. Pullen, J. et al. (2010), S.14

Ein Diversity orientiertes Leitbild einer Gesundheitseinrichtung kann folgende Grundprinzipien beinhalten:

- Wir wollen Einheit durch Vielfalt
- Wir fördern Chancengleichheit
- Wir haben stets die Bedürfnisse aller Patienten im Fokus
- Wir haben Mut für neue Ideen und entwickeln uns weiter
- Wir fördern und fordern die Eigeninitiative unserer Mitarbeiter
- Wir gehen ehrlich, offen und gradlinig miteinander um
- Wir bilden uns zum Wohle der Patienten
- Wir übernehmen Verantwortung

3.1.3 Auswirkung

Die Effekte einer erfolgreichen Einführung eines Diversity orientierten Leitbildes sind deutlich in der Motivation der Mitarbeiter und in der unverwechselbaren Unternehmensidentität zu finden. Sie bieten einerseits Entscheidungshilfen für Führungskräfte, Hilfestellungen in Konfliktsituationen und eine Grundlage für Zielvereinbarungen.[25] Die Personalauswahl wird vereinfacht, da sich potentielle Bewerber im Vorfeld mit der Unternehmensphilosophie identifizieren können.

Entscheidend für den wertschätzenden Umgang mit Unterschieden und Gemeinsamkeiten ist es, sich bewusst zu machen, wie wir andere aufgrund von verschiedener Definition und Wahrnehmung beurteilen. Diese bewusste Auseinandersetzung mit den Dimensionen der Vielfalt ist der erste Schritt um persönliche Vorurteile abzubauen und gezielt alternative Beurteilungskriterien wie beispielsweise die persönliche Eignung und Kompetenz heranzuziehen.[26]

Für den Umgang im Praxismanagement bedeutet dies, dass der Erfolg einer Gesundheitseinrichtung von einer qualitätssicheren und prozessoptimierten Patientenversorgung abhängig ist. Dazu muss die Bevorzugung oder Benachteiligung

---

[25] Vgl. http://www.business-wissen.de/artikel/unternehmensleitbild-leitbild-entwickeln-und-umsetzen/,letzter Zugriff 23.03.2016
[26] Vgl. Pullen, J. et al. (2010), S.42

bestimmter Gruppen abgeschafft und der Fokus auf das Kerngeschäft im Praxisalltag gerichtet werden. Denn nur ein enger und klarer Bezug zu den ökonomischen Rahmenbedingungen und Zielen einer Gesundheitseinrichtung sichert die gewinnbringende Umsetzung von Diversity Management.[27]

4. Fazit und Ausblick

Meiner Meinung nach ist Diversity Management eine zeitgemäße Herausforderung, die nicht nur im Gesundheitswesen oder in Führungsebenen ihre integrierte Berechtigung finden sollte, sondern in den Herzen aller Menschen einen nach außen sichtbaren Effekt erzielen muss. Damit wird Vielfalt zu einer Bewegung der Veränderung und zu einem strategisch einsetzbaren Instrument für mehr Integration und Akzeptanz.

Mit Vielfalt lassen sich Ideen schneller umsetzen, wenn jeder einzelne Beschäftigte entsprechend seiner individuellen Fähigkeiten eingesetzt und gefördert wird. Dabei sollten alle Mitarbeiter nicht als homogene Masse, sondern als Summe von Einzelpersonen mit einer eigenen Geschichte sowie einem ganz persönlichen Erfahrungshorizont und Kenntnisstand betrachtet werden.

Die Auswirkungen finden sich in der Motivation der Mitarbeiter, der Qualität der Patientenversorgung und der Optimierung der Arbeitsabläufe. Dies wiederum kann die Fallzahlen erhöhen und die Honorare der KV-Abrechnung verbessern.

Diversity Management wirkt sich auf die Verantwortung und die Wertschätzung der Mitarbeiter aus, was sich in geringeren Ausfallzeiten sowie in einer niedrigeren Fluktuationsrate wiederspiegelt. Dadurch werden die Kosten für Personalvertretungen und Neueinstellungen gesenkt.

Zusammenfassend ist die Auseinandersetzung mit Diversity Management in unserer heutigen multikulturellen Gesellschaft ein Faktor, der sich positiv auf den ökonomischen Erfolg einer Gesundheitseinrichtung auswirkt. Der aber auch einer ständigen Beobachtung und Fürsorge bedarf, damit persönliche Beziehungen zu kurzen Entscheidungswegen und flexiblen Strukturen führen, die zum Wohle der Patienten umgesetzt werden.

---

[27] Vgl. Pullen, J. et al. (2010), S.23

5. Literaturverzeichnis

Busse, R. Prof. Dr./Schreyögg, J. Prof. Dr. /Stargardt, T. Prof. Dr. (Hrsg.) (2006-2013) Management im Gesundheitswesen, 3. Aufl., Berlin Heidelberg: Verlag Springer

Kanschat, K. (2009): Diversity-Erfolgsfaktor in Unternehmen, Die Charta der Vielfalt, Deutsche Nationalbibliothek:URN:urn:nbn:de:0035-bwp-09120-4

Pullen, J./Kroll,E./Schramm, F. Prof. (2010): Diversity Management in kleinen und mittleren Unternehmen, „www.charta-der-Vielfalt.de/diversity/diversity-Management/kmu.html, letzter Zugriff am: 01.02.2016"

RKW Magazin (04/2015) : Vorbild Frau?! Von erfolgreichen Frauen in der Wirtschaft lernen, ISSN – 1619-7372, RKW Kompetenzzentrum, Eschborn

Van Keuk, E./Ghaderi, C./Joksimovic, L. (Hrsg), (2011) Diversity Transkulturelle Kompetenz in klinischen und sozialen Arbeitsfeldern. 1. Aufl., Stuttgart: Verlag W. Kohlhammer

Witt, C.D., Prof. Dr.rer.oec.habil. (2013): Strategisches Management 3. Aufl. Brandenburg: Service- Agentur des HDL

5.1 Abbildungsverzeichnis

Abb.1:

Nach: Lee Gardenswartz and Anita Rowe, Diverse Teams at Work: Capitalizing on the Power of Diversity, Society for Human Resource Management 2003. Marilyn Loden, Judy Rosener, Workforce America! Business One Irwin. (1991),

www.gleichstellung.uni-freiburg.de/GDManagement, letzter Zugriff am 03.03.2016.

Abb.2:

Die Zeitschere im Management

Quelle: https://barkawi.wordpress.com/tag/planung, letzter Zugriff, 15.03.2016

Abb.3

Unternehmensleitbilder

Quelle: https://de.wikipedia.org/wiki/Unternehmensleitbild, letzter Zugriff, 17.02.2016

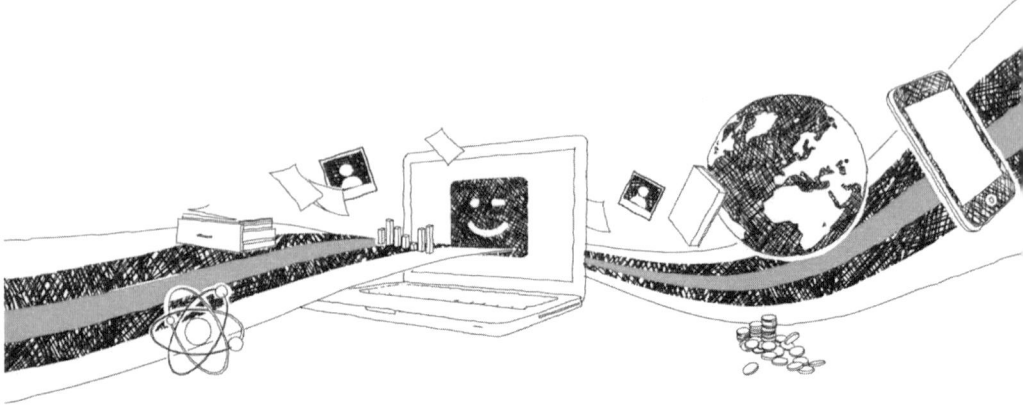
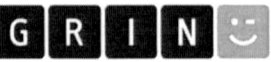

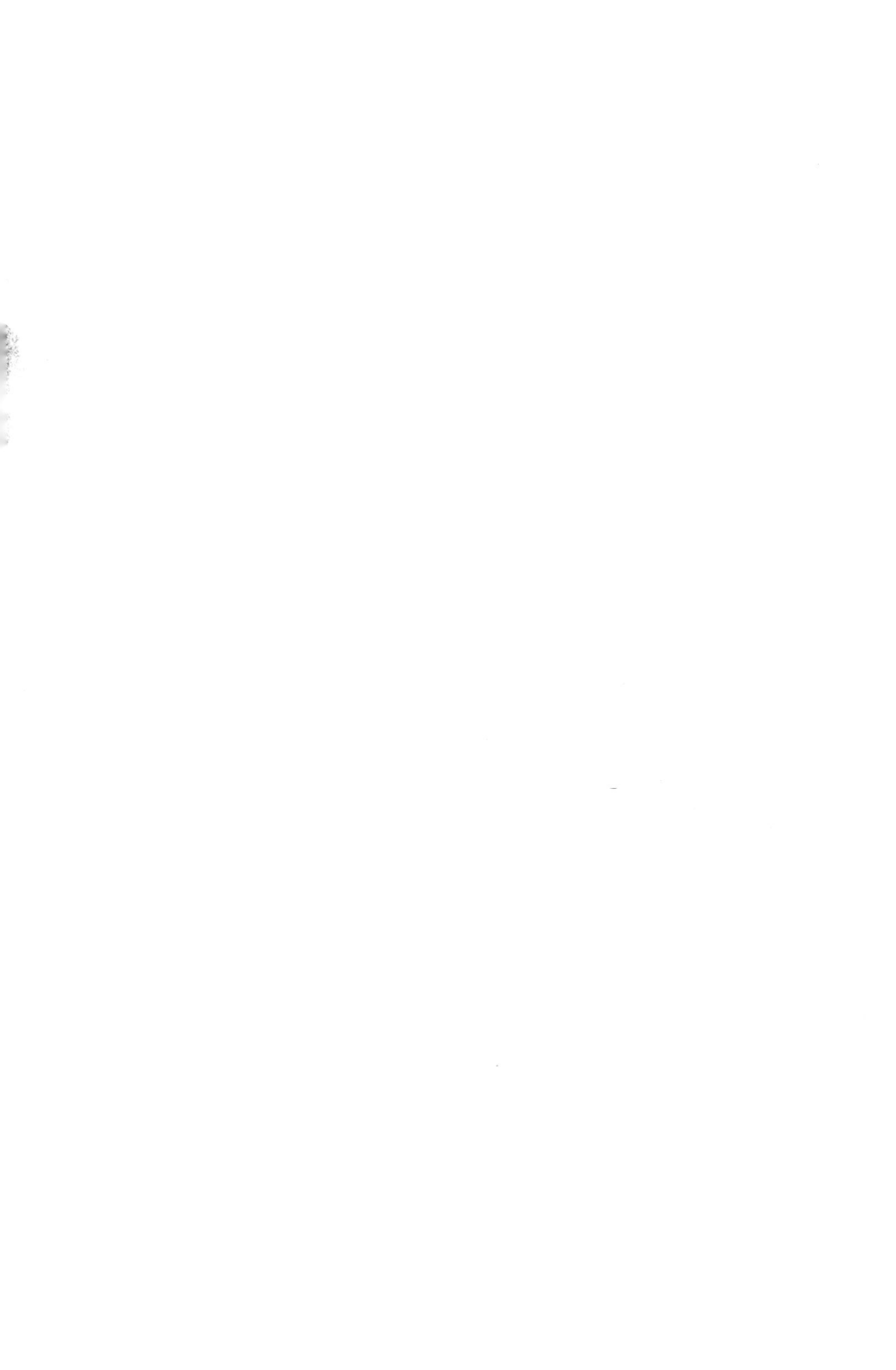